世界卫生组织医疗器械技术系列
WHO Medical Device Technical Series

# 医疗器械捐赠
## 征集和供应的注意事项

# Medical Device Donations: Considerations for Solicitation and Provision

编译委员会

主 译 高关心 张 强 郑 焜

主 审 叶全富 彭明辰

译 者(按姓氏笔画排序)

马丽平 冯庆敏 刘胜林 孙 辉 杨 涛
张 虹 张 蕾 张 冀 郑苔施 赵颖波
费晓璐 夏 婷 夏慧琳

审 校(按姓氏笔画排序)

刘曼芳 李 斌 张 锦 张力方
陈晓晶 钱建国 曹少平 谢松城

人民卫生出版社

*Medical device donations: considerations for solicitation and provision. WHO medical device technical series*

英文版由世界卫生组织 2011 年出版。

© 世界卫生组织 2011

世界卫生组织授予人民卫生出版社翻译和出版本书中文版的权利，中文版由人民卫生出版社全权负责。如英文版和中文版有不一致的地方，以英文版为准。

《世界卫生组织医疗器械技术系列：医疗器械捐赠》

© 人民卫生出版社 2017

**图书在版编目（CIP）数据**

医疗器械捐赠 / 世界卫生组织主编；高关心，张强，郑焜译 .
—北京：人民卫生出版社，2017
（世界卫生组织医疗器械技术系列）
ISBN 978-7-117-25459-5

I. ①医… Ⅱ. ①世… ②高… ③张… ④郑… Ⅲ. ①医疗
器械 - 慈善事业 - 研究 Ⅳ. ①R197.38

中国版本图书馆 CIP 数据核字（2017）第 270283 号

| 人卫智网 | www.ipmph.com | 医学教育、学术、考试、健康，购书智慧智能综合服务平台 |
|---|---|---|
| 人卫官网 | www.pmph.com | 人卫官方资讯发布平台 |

**医疗器械捐赠**

主　　译：高关心　张　强　郑　焜
出版发行：人民卫生出版社（中继线 010-59780011）
地　　址：北京市朝阳区潘家园南里 19 号
邮　　编：100021
E - mail：pmph @ pmph.com
购书热线：010-59787592　010-59787584　010-65264830
印　　刷：北京建宏印刷有限公司
经　　销：新华书店
开　　本：710×1000　1/16　印张：2
字　　数：35 千字
版　　次：2018 年 2 月第 1 版　2018 年 2 月第 1 版第 1 次印刷
标准书号：ISBN 978-7-117-25459-5/R·25460
定　　价：15.00 元

打击盗版举报电话：010-59787491　E-mail：WQ @ pmph.com
（凡属印装质量问题请与本社市场营销中心联系退换）

# 序

医疗器械在医学变革中起着重要的推进作用。

纵观医疗器械的发展,作为医疗机构开展医疗工作的物质基础和医疗新技术的支撑平台,医疗器械已从过去作为疾病诊治的辅助工具逐渐转变为主要手段。可穿戴设备和疾病防治类器械的大量涌现,也使医疗器械逐渐突破医学诊断和治疗的范畴,扩展到全民的健康工程大领域。与之而来的问题是,如何对越来越多的医疗器械进行监督管理? 如何对全球化的医疗器械大市场实施监管共识? 如何使更多的使用者认识到医疗器械的安全风险并能保证其合理使用? 这些不仅是国内外专家和同行思考和关注的问题,也同样引起世界卫生组织的重视。

世界卫生组织(WHO)作为国际上最大的政府间卫生组织,自 1948 年成立以来,迄今已有 194 个成员国。WHO 是联合国系统内卫生问题的指导和协调机构。多年来它肩负着制定规范和标准,为各成员国提供各项政策方案和技术指导的任务,为卫生系统的众多领域,如流行病与地方病、疾病医疗、生物制品、临床药学等提出了更多的标准依据,推动了全球卫生技术的发展。

近年来,WHO 在多次世界卫生大会上,敦促成员国应制定用于评估及管理医疗器械的适宜的国家战略及计划,并在卫生技术政策实施方面要为成员国提供技术指导。本次制定的医疗器械技术系列就是全球卫生技术倡议项目的一部分。

感谢中华医学会医学工程学分会高关心教授组织学会人员翻译了这套医疗器械技术系列。

本次出版的九册技术系列,是世界卫生组织关于医疗器械首次提出的系统性、指导性书籍,积聚了发达国家多位专家的经验和共识。系列中有的从国家和政府层面提出监管框架,有的从医疗机构等使用层面提出技术管理的指导原则和方法,有的从行业层面提出卫生技术评估国际化的通则和经验。可以说,这套丛书适合医疗器械"产、学、研、用、管"全行业人员作为学习和指导用书。

中国在发展新一代医疗器械有得天独厚的条件。在医疗器械市场,国产医疗器械起步迟,但发展比较快。据统计,到 2016 年底,国产医疗器械已有一万五千多家生产企业。"中国制造 2025" 的提出，也对新型医疗器械的创新和发展起到重要的推动作用。这是极好的机遇，应该抓住先机，把握主动。我们也期待，国产医疗器械在 WHO 这套医疗器械技术系列的指导下，在解决好技术性能和功能的产品质量基础上，把产品的安全、有效性做上去。

俞梦孙

2017 年 10 月

# 译者序

医疗器械作为医疗技术的重要组成部分,在预防、诊断、治疗,以及提高人类健康及生命质量等方面体现出越来越重要的作用。世界卫生组织(WHO)在多次世界卫生大会上,敦促成员国应制定用于评估及管理医疗器械的适宜的国家战略及计划,并在卫生技术政策实施方面要为成员国提供技术指导。

世界卫生组织医疗器械技术系列(以下简称技术系列)是全球卫生技术倡议项目的一部分,用于加强医疗器械准入、质量和使用管理的改进。这一成果源自WHO与各大学、公司、学术组织及医院的顾问团之间的国际合作,总体受到WHO基本药物和卫生产品司医疗器械项目负责人,医疗器械高级顾问Adriana Velazquez-Berumen女士的指导。技术序列全套十九册,本书包含了2015年12月前出版的九册。

本套技术系列在中国问世,可谓久旱逢甘雨。

一方面,现阶段的医疗器械行业正处于快速增长和发展阶段。越来越多的高科技医疗器械生产研发出来,用于医学诊断和治疗、人类健康保健等各个方面。医疗器械作为医疗技术的重要组成部分的作用越来越被大家所认识。另一方面,医疗器械的质量与风险、合理使用问题日益凸显。一些传统的管理工作,如设备采购、维修与维护都受到一些来自政策和市场方面的冲击。医疗器械的从业者与管理者在发展过程中经常面临种种困惑与迷茫。

本套技术系列从国家和政府层面提出监管框架,从医疗机构层面提出指导原则和操作方法,对医疗器械如何管理提出了完整的指导体系。无论是对于监管部门,还是医疗机构都很有借鉴意义。特别是在六册的管理序列中,提出如何建立高效的医疗设备采购规范保证卫生保健的安全和质量,如何建立合理有效的医疗设备资产信息系统确保技术管理的有效实施,如何对医疗机构的医疗设备资源做维护相关计划、管理、实施,在保证设备使用质量与安全的同时节省运行成本。这些内容对医疗机构,特别是对临床工程部门开展医疗器械技术管理工作提供了宝贵的建议。

这套技术系列主要面向医疗机构的设备使用者、维护者和管理者,以及医疗机构中高层管理者、地区与国家卫生行政管理人员等核心读者,也可为医疗器械生产研发机构、经营机构与服务机构提供重要的参考。我们期望,本套丛书能真正填补国内长期缺乏成体系的临床工程管理指南的空白,成为医疗卫生行业、医疗机构临床工程和设备管理决策层以及工程技术人员指导工作的经典指南。

本系列分为九册。

第一册《医疗器械政策制定》和第二册《医疗器械监管》提出国家卫生政策所包括的蓝图、情况分析、政策方向等战略与建议,并形成一个实用型框架。通过此框架,各国可以跟随全球监管体系一体化的发展脚步,评估保护本国公众使其避免风险的必要性并加以解决。

第三册《医疗器械卫生技术评估》、第四册《医疗器械采购流程与资源指南》、第五册《医疗器械需求评估》将医疗器械采购、评估及相关内容融入循证决策框架中,旨在通过将人力、物力、资源的决策和政策制定,与公平性和责任制的整体愿景联系起来,提出对公众负责任的策略方法,带来安全、公正、高质量的卫生保健服务,并且使所有参与者受益。

第六册《医疗器械捐赠》围绕医疗器械捐赠中存在的问题和挑战,提出思考和最优方法,从而有助于捐赠的征集和供应。

第七册《医疗设备资产信息管理概论》、第八册《医疗设备维护管理概论》、第九册《维护管理信息系统》三册作为管理系列,用于帮助医疗机构建立或提高医疗设备的使用管理和维护规划。这些文档中的每一个都可以作为一个独立的文档使用,但它们的互相结合可以为医疗设备使用管理和维护计划的开发提供所有需要考虑的因素。

本书的翻译是一个充满挑战的过程。中华医学会医学工程学分会两届委员会组织了学会技术骨干和资深专家投入到本套技术系列的翻译和审校工作,历时 2 年。在此深深感谢他们的努力工作和认真严谨的精神。感谢国家卫生计生委医院管理研究所参与并积极推动了此项工作。本书在编辑、校对、设计和统筹出版上得到了人民卫生出版社的全力支持,特别感谢 Adriana Velazquez-Berumen 女士对此中文译本项目的积极关注和大力支持。

由于本套指南篇幅浩大,许多专业术语是第一次引入。限于翻译的时间和水平,书中各种纰漏和差错在所难免,希望国内外读者、学者、同道们能够不吝指正,以便再版时修订。

高关心

2017 年 10 月

# 前言

卫生技术是卫生系统有效运转的重要支撑。医疗器械作为一种卫生技术,它对疾病的预防、诊断和治疗,以及患者的康复起着至关重要的作用。因为其重要性,世界卫生大会(WHA)于2007年5月通过了WHA60.29号决议。该决议提出了卫生技术不恰当配置和不恰当使用产生的问题,以及对医疗器械选择与管理评估优劣的必要性。通过本次决议,各成员国的代表认识到了卫生技术在实现卫生相关发展目标的重要性。他们敦促世界卫生组织(WHO)普及和传播卫生技术,特别是医疗器械的专业知识与技术,并采取具体的行动向成员国提供技术指导和支持。

WHO的战略目标之一就是"确保医疗产品和技术的准入、质量和使用得到改善"。此目标结合上述WHA的决议,形成了建立全球卫生技术倡议(GIHT)的基础。该倡议得到了比尔和梅玲达·盖茨基金会的资助。倡议的目的是使核心卫生技术能够以低廉的价格获得并得到应用,特别是针对资源短缺的国家和地区,从而有效地控制一些重要的卫生问题。倡议包含两个具体目标:

- 促进国际社会建立国家基本卫生技术项目的发展框架,以减轻民众的疾病负担,保证医疗资源的有效利用;
- 促进商业和科研团体研究和确定对公共卫生有重要影响的创新技术。

为达到这些目标,WHO及其合作伙伴已经开始着手制定议程、行动计划、工具和指南,以加强医疗器械的合理选择和合理使用。本系列是用于指导国家层面的一系列参考文件,包括以下内容:

- 医疗器械政策制定
- 医疗器械监管
- 医疗器械卫生技术评估
- 卫生技术管理
  - ➤ 医疗器械需求评估
  - ➤ 医疗器械采购流程与资源指南

> ➤ 医疗器械捐赠
> ➤ 医疗设备资产信息管理概论
> ➤ 医疗设备维护管理概论
> ➤ 维护管理信息系统
- 医疗器械数据
> ➤ 医疗器械术语
> ➤ 服务于不同医疗机构的医疗器械
> ➤ 服务于临床过程的医疗器械
- 医疗器械创新、研究和发展

这些文件可供在国家、地区或全国范围内研究卫生技术的政府机构、学术团体以及其他相关医疗器械单位使用,包括这些机构、团体、单位中的卫生管理者、生物医学工程师、临床工程师、医疗器械制造者和捐赠者。

# 方法

本系列中的文件是由来自全球各个领域的专家共同撰写而成,并经过了卫生技术顾问组(TAGHT)的审核。TAGHT 成立于 2009 年,其职责是为各国卫生技术专业人员和代表举办论坛,制定和实施为实现 GIHT 目标所需的有效工具和文件。该组织召开了三次相关会议。第一次会议于 2009 年 4 月在日内瓦举行,确定了最需要优先更新或发展的是哪些工具和主题。第二次会议于 2009 年 11 月在里约热内卢召开的,分享了自 2009 年 4 月以来卫生技术管理工具的开发进展,总结了试点国家目前所面临的挑战与对策,并同期举办了互动论坛,依据早期的报告和讨论等相关信息提出了新工具的建议书。最后一次会议于 2010 年 6 月在开罗举行,主题是文件定稿会议,及帮助各个国家制定了可落实的行动计划。此外,专家和顾问们还通过网络社团群进行了交流协调,提供制定文件的反馈意见。这些内容在 2010 年 9 月世界卫生组织第一次医疗器械全球论坛上得到进一步讨论。来自 106 个国家的利益相关者提出了如何在国家层面实现本系列文件所涵盖的信息的建议 [1]。

---

1 First WHO Global Forum on Medical Devices: context, outcomes, and future actions is available at: http://www.who.int/medical_devices/gfmd_report_final.pdf (accessed March 2011)

所有参与制定这些文件的与会人员均按要求填写了一份利益声明表,未发现任何利益冲突。


## 定义

考虑到下列术语有多重解释,其在本技术系列文件中的定义如下。

**卫生技术**:对用以解决健康问题和提高生命质量的系统化知识与技能(包括器械、药品、疫苗、医疗过程和系统等形式)的应用[1]。本概念与医疗技术(health-care technology)可以互换使用。

**医疗器械**:用于预防、诊断或治疗疾病,或是出于健康目的检测、测量、恢复、修正或调整机体结构或功能的设备、仪器、装置、机器、器具、植入物、体外诊断试剂或校准品。通常来说,医疗器械的作用不能通过药理、免疫或代谢方式达到[2]。

**医疗设备**:需要校准、维护、维修、用户培训及报废的医疗器械——这些活动通常由临床工程师管理。医疗设备用于如下特殊目的即疾病的诊疗、疾病或受伤后的康复;可单独使用,也可与配件、耗材或其他医疗设备共同使用。医疗设备不包括植入物或一次性医疗器械。

---

1  World Health Assembly resolution WHA60.29, May 2007 (http://www.who.int/medical_devices/resolution_wha60_29-en1.pdf, accessed March 2011).

2  Information document concerning the definition of the term "medical device". Global Harmonization Task Force, 2005 (http://www.ghtf.org/documents/sg1/sg1n29r162005.pdf, accessed March 2011).

# 致谢

《医疗器械捐赠：征集和供应的注意事项》的主要作者是 Ismael Cordero，他任职于美国纽约国际奥比斯组织。其工作作为全球卫生技术倡议项目的一部分，总体受到 WHO（瑞士日内瓦）Adriana Velazquez-Berumen 女士的指导。该项目由 Bill & Melinda Gates 基金会资助。

本文的构建主要是根据 WHO 的医疗卫生设备捐赠大纲初稿[1]。世界卫生工程学组织的 Robert Malkin 和 Billy Teninty 对本文进行了出版前的修订工作，二者为文章内容做出显著的贡献。

该草案是由 Matthew Baretich（Baretich 工程）、Jennifer Barragan（WHO）、Ronald Bauer（Saniplan 股份有限公司）、Adham Ismail（WHO）、Tania O'Connor（顾问）和 James Wear（顾问）审核，由 Cathy Needham 组织编辑。

感谢 Aditi A Sharma 的协助校对，感谢 Karina Reyes-Moya 及 Gudrum Ingolfsdottir 对本文整个编写过程的行政支持。

## 利益声明

利益声明包括了所有参与和评论人员的文件证明。Ronald Bauer 声明他就职于 Saniplan 公司，是家致力于提高卫生系统服务质量和可及性的技术支持与咨询服务公司。Tania O'Connor 任职于 Johns Hopkins 大学和 Black Lion 医院（直至 2009 年），从与该主题利益相关的组织获取报酬。这些利益声明不对本文的内容造成影响。

# 执行摘要

　　许多发展中国家的卫生部门主要依赖于医疗器械和医疗设备(本文称为"卫生保健设备"或"设备")的捐赠。虽然这些捐赠一般出于好意,但如果捐赠规划和协调不当,结果并不一定是好的。

　　本文围绕医疗器械捐赠中存在的问题和挑战,提出思考和最优方法,从而有助于捐赠的形成和征求。本文强调了医疗设备捐赠接受方积极参与的重要性,还强调购买医疗设备时处理捐赠通常采用同样要求的重要性。

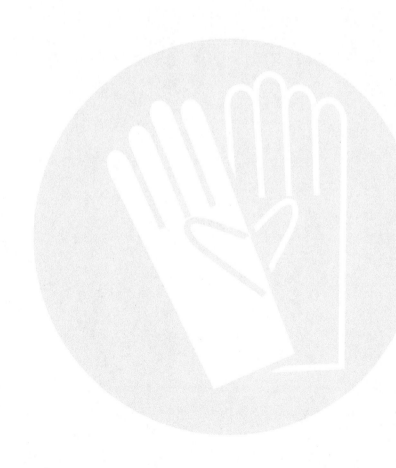

# 目录

# 1　引言

现代医疗服务严重依赖于医疗技术及医疗设备。由于经济限制,许多发展中国家的医疗部门相当依赖设备的捐赠。一些国家有将近 80% 的医疗设备通过国际捐赠或国外政府资助获得[2]。虽然绝大部分捐赠的出发点是好的,但如果这些捐赠没有正确的计划和协调,实际结果就不能得到预期效果。

医疗设备的引进、使用和维护需要相当大的资金、组织和人力资源投入,但人们并不能认识到这一点。据估计,在发展中国家仅 10%~30% 的捐赠设备可正常运作[3]。设备不能正常使用的原因包括技术获取过程中的管理不当,缺少用户培训和有效的技术支持。

许多情况下,捐赠避开了受援国和机构现有的评估和采购系统。因此,很少考虑当地实际需求、疾病的负担、护理级别、用户的员工人数和他们的能力,以及提供维修的技术实践水平,甚至有可能绕过提供售后支持的本地制造商代表和设备的分销商。同许多情况一样,耗材的购买和备件的可用性所带来的难题可能将捐赠的设备转变成接受方的债务而非资产。

不适当的医疗设备捐赠往往源于捐赠方对特殊困难和终端用户需求缺乏认识,以及捐赠方和接受方之间关于这些挑战和需求的沟通不畅。具体为:

①捐赠方不清楚有意接受方在当地的真实情况;

②捐赠方和接受方作为平等伙伴关系在追求一个共同的目标时往往缺少沟通;

③接受方很难向捐赠方明确说明怎样才能最大程度帮助他们;

④接受方的情况有可能致使他们认为有总比没有好。

尽管医疗设备捐赠关联了诸多困难,但是捐赠方和接受方之间的共同利益可通过适当的规划和沟通来实现。此文描述了一些最佳捐赠方案,有助于提高捐赠的成功几率。

# 2 目的

　　文中提出的最佳捐赠方案和注意事项有益于提高设备捐赠的质量,并为所有的利益相关者提供最大的利益。这些注意事项还可用于发展医疗设备捐赠机构或国家的政策和法规。

　　尽管这些注意事项适用于任何地方,但它们对那些经常依赖于捐赠的发展中国家的医疗系统具有巨大意义。虽然本文仅涉及医疗设备,但大部分注意事项也可应用于其他类型的捐赠,如医疗设施和耗材。

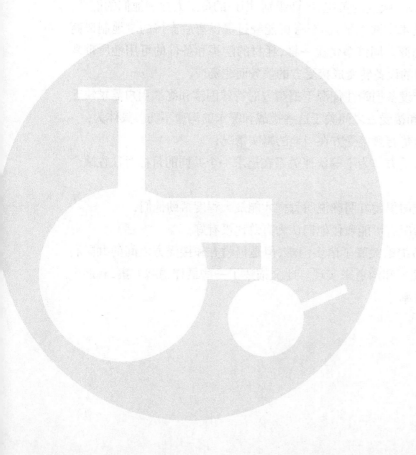

# 3　捐赠者和接受方的最佳捐赠方案

　　医疗设备捐赠存在许多不同的情况。捐赠方包括公司直接实施或通过其他组织、个人、非政府组织和政府向其他政府提供援助。预定的接受方囊括从独立的医疗结构到整个国家医疗系统的范围。虽然情况有所不同,但下面讨论的基本注意事项可适用于所有的情况。

## 3.1　确保接受方积极参与捐赠过程的所有阶段

　　尽管预定的接受方是捐赠过程中的主要利益相关者,但他们既不会咨询,也未在捐赠过程中的某些阶段发挥积极的作用。所以为了强调潜在捐赠的接受方的不可缺少的积极作用,本文为此将潜在的接受方称为"接受方"。建议接受方积极参与医疗设备捐赠活动的所有阶段,其中包括:
　　①准备优先设备需求清单并说明所需的技术参数、模式的参数选择、所需耗材、所需零备件和培训需求;
　　②评估对比捐赠方所提供的设备与优先需求的设备、技术参数和模式参数;
　　③建立和遵循相关设备捐赠的政策和程序;
　　④建立清单并按照清单内容进行操作以确保捐赠的有效性,并及时、高效地进行完成交付;
　　⑤与潜在的捐赠方分享相关医疗设备优先捐赠列表、政策和检查清单;
　　⑥在捐赠过程中向捐赠方提供反馈意见及捐赠的最终结果;
　　⑦拒绝来路不明或不合适的捐赠。

## 3.2　确保满足终端用户和患者的需求

　　购置医疗设备时,高效的医疗设备提供者会在购买前对所有备选设备进行回顾,以确保满足终端用户和患者对医疗设备的需求。然而,设备捐赠的提议总是无法获得相同的关注和考虑。当评估设备采购或评估设备捐赠提议时,通常根据表1所列出的标准来进行。捐赠方和接受方可以利用这些标准来严格审查设备的技术参数并决定合适的设备捐赠。

**表1 评价设备捐赠提议的标准**

| 适合的指标 | 标　　准 |
|---|---|
| 适合的设置 | 期望的特征:<br>● 适合所提供的机构和服务的层次<br>● 对工作人员和患者具有可接受性<br>● 适合操作者现有的技能<br>● 适合当地维修支持能力<br>● 与现有的设备和耗材相兼容<br>● 适合当地的天气、地理和条件<br>● 能和当地资源一起有效地运行 |
| 质量和安全性的保证 | 期望的特征:<br>● 足够满足需求的质量并维持一段合理的时间<br>● 由耐用材料制成<br>● 由易被清洗、消毒、或者杀菌不生锈的材料制成<br>● 满足国际公认的安全性和性能的制造标准<br>● 合适的包装并贴上标签,以免运输或储存期间受损<br>● 由声誉好、可靠的许可生产商或注册供应商提供产品 |
| 支付和成本效益 | 期望的特征:<br>● 在具有成本效益的价格上获得。质量和成本往往相互联系(例如,便宜的选择有可能导致差的质量,且从长远来看,最终可能付出的代价较高)<br>● 可负担运费、保修费和进口税等方面费用<br>● 可负担安装、调试和人员使用培训和维修的费用<br>● 可负担运转的费用(耗材费,附件和整个使用寿命的备用配件)<br>● 可负担维修和服务的费用<br>● 可负担安全处置问题<br>● 可负担采购过程中的费用(例如,采购代理商成本或国际汇兑)<br>● 可负担人员成本的费用(例如,任何额外人员的成本或所需专门的培训) |

| 适合的指标 | 标　　准 |
| --- | --- |
| 易用性和维修 | 设备选择或接受的情况：<br>• 接受方具有必要的操作、清洁和维修的技能<br>• 用适当语言撰写并提供说明书和操作手册<br>• 供应商或捐赠方提供用户培训<br>• 当地的售后支持具有可证明的技术技能保证<br>• 尽可能通过劳务合同中明确附加的技术支持<br>• 保证提供的设备能具有一定合理的使用寿命,能够充分说明其中一些条款(例如,是否包括配件、劳力、行程、退款或替换)<br>• 设备相关用品(例如,耗材、附件、备用配件)提供供应渠道<br>• 确保在一段合理时期内(长达10年)可获得所需的用品 |
| 遵守接受方的政策、规划和指南 | 选择或接受设备需遵守以下情况：<br>• 购买和捐赠政策<br>• 标准化政策<br>• 在标准设备清单和中和通用设备技术规格中对技术水平进行描述<br>• 来源于文献综述和产品比较的结论<br>• 关于上次购买和捐赠反馈的结论 |

## 3.3  有关管理和政策的注意事项

医疗设备的捐赠根据国家相关捐赠、进口品、销售和医疗器械管理条例和政策进行。如果没有国家捐赠条例、政策和指导方针,接受方可以根据本文档中描述的最佳捐赠方案和图1总结的注意事项,建立自己的捐赠政策和指导方针。同样,鼓励捐赠方在没有国家或机构捐赠政策条例的情况下建立自己的捐赠政策。图2总结了捐赠政策所包括的主要要素的部分内容。

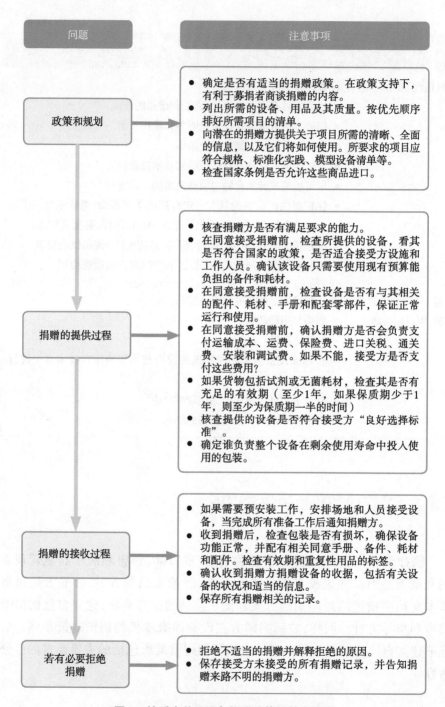

图 1　接受方关于设备捐赠政策的基本要素

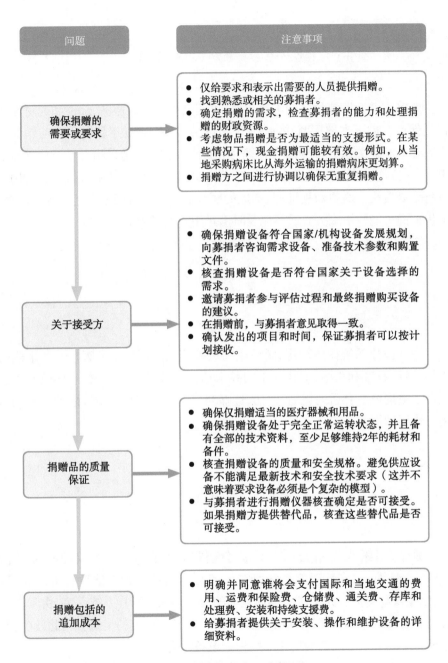

图2 设备捐赠政策的基本要素

## 3.4　关于本地医疗器械现有市场的注意事项

忽略或避开医疗设备的本地市场,可能会导致售后服务、部件和耗材无法得到保证。邀请本地厂商并向他们咨询有关问题,有助于器械用户与销售商之间建立利益关系,这样可能比捐赠更划算。此外,本地采购有助于培养本地市场,一方面减少对进口设备的依赖,另一方面降低国外技术人员服务费用及设备维修费用。大量数据证明,本地的医疗器械对供货商来说是更佳的选择,但供货商可能并不太关心或不能及时满足用户的需求。

## 3.5　建立采购系统的注意事项

许多医疗系统按照机构、区域或国家等不同层面建立了医疗设备采购的指导方针、政策和程序,但往往捐赠并未达到同等层次的要求,这导致不适当的设备被捐赠。合适的规划、评估、选择和根据管理审批政策程序的批准均适用于购买和捐赠。

## 3.6　关于公共卫生需求的注意事项

通常,捐赠大型精密医疗设备会获得普遍的关注,如核磁共振成像(MRI)。然而,大多数医疗系统所需要的医疗设备多为基础型设备,如听诊器、血压仪和耳镜。尤其对于偏远地区的主要和首诊医疗系统而言,由于缺乏合适和有效的基本技术,限制了预防和治疗等有效措施的实施。因此,这些基本设备对公共卫生的影响远比那些精密设备大得多。

在考虑捐赠时,衡量精密设备和基础设备之间的平衡,可以通过考虑疾病负担的方式来进行。这个方法不仅针对医院或接受组织,更涉及当地、所在区域乃至整个国家的多层级护理。例如,向重症监护病房提供的先进设备对公共健康的影响可能比所捐赠的低廉设备要小(如捐赠给营养不良多发地区的称重器或用于肺炎诊断的呼吸计时器)。

## 3.7　国家协调捐赠时医疗机构投入的相关内容

众多捐赠渠道来源于卫生部或其他国家机构。这时,在要求或接受捐赠之前考虑接受机构的投入很重要。如果不了解接受机构的特殊需求,捐赠极有可能不太适合。因此,针对设备捐赠和采购的国家政策和指导方针整合成的标准,以及来源于预期用户的反馈均很重要。

## 3.8　关于安装、服务和供应支持的注意事项

如果接受方不能接受使用和维护中安装、服务和供应等相关费用,那么捐赠方需要考虑包涵使用和维护费用的另一种方案,其中需要特别注意用于医疗设备购买的费用应仅占设备寿命期间所产生全部费用的20%[3]。例如,在费用相同的情况下,捐赠方会捐赠10台血透机,同时包括所需的水处理设备,以及保证血透机几年的正常使用的透析器、管道系统和化学药品等,而不是捐赠20台血透机。这样,充分考虑医疗设备正常使用所需的全部成本才能确保该医疗设备的有效使用时长。

## 3.9　关于支持设备所需的特殊环境和人力资源的注意事项

明确设备安装、使用和维护的详细信息可以让接受方开始前期的安装工作,其中包括使用人员和维护人员的培训。

除了提供前期安装工作的完成日期,还需要接受方向捐赠方提供更加详细

的信息,包括平面图、建筑图纸和蓝图,这可以使捐赠方发现问题,并根据以往的经验提出解决方案。人员操作和设备维护培训也是一个重要的准备方面。

如果接受方或捐赠方不具有执行必要的预安装或培训准备的技术知识,那么可以寻求有资格的专家进行支援和咨询。

在满足所有准备需求后,接受方可通知捐赠方进行设备装配和包装以便运送。

## 3.10 沟通

捐赠方与接受方之间的持续沟通将通贯穿整个捐赠过程中,图 3 总结了决定捐赠成功的重要因素。在沟通过程中涵盖以下期望:

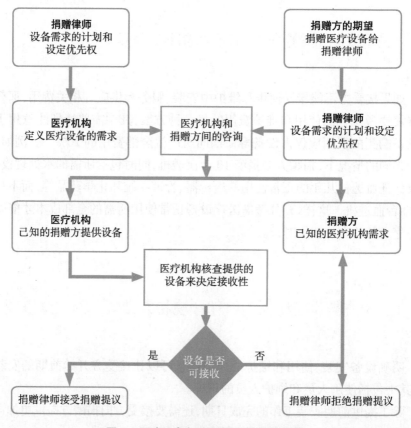

图 3　医疗设备征集和提供捐赠的过程

①作为利益相关者,接受方可以积极参与和投入;

②如果国家协调捐赠,包含设备级别的投入;

③捐赠前由捐赠方评估接受设备的视察情况;

④捐赠后由捐赠方评价接受设备的视察情况;

⑤捐赠期间和捐赠后由募捐者对捐赠方进行反馈;

⑥捐赠方对接受方的需求和特殊困难进行了解;

⑦如果捐赠方或接受方并不了解捐赠设备的背景,可以向医疗设备专家进行适当的咨询;

⑧与医疗设备的国内供应商和分销商协商;

⑨向国内外监管和标准机构或团体的接受方和捐赠方咨询;

⑩接受方做出接受或拒绝捐赠的最终决策。

## 3.11 关于特殊情况的注意事项

### 3.11.1 旧设备

捐赠往往包含旧设备,即从工业化国家的医院拆除旧设备并提供给发展中国家的医院。旧设备同新设备一样,服务和操作也需要用户培训、维护、备件和手册。然而,当设备发生故障时,生产厂家不太愿意提供二手捐赠设备的支持,很少或不给接受方援助。

确保制造商能提供一段时间的维修配件、服务和耗材的适当支持,旧设备捐赠的益处可能会更大。当制造商可提供支持时,捐赠方和接受方可以在他们的最小可接受周期内(如5年)建立策略。因为医疗设备的序列号通常以原买家的名义注册,如果制造商和销售商被告知设备有新的买主,他们更愿意提供支持。总之,新设备优于旧设备。

### 3.11.2 翻新的设备

医疗器械的翻新者遵从一般无过错责任原则,以转售为目的负责将设备恢复到其原来的工作状态。他们预计恢复设备到制造商的最初技术要求,并遵循国家权利机构制定的医疗设备制造商良好生产规范(GMP)。信誉良好的翻新者提供用户手册和需要的所有设备使用配件。基于上述原因,有信誉的翻新设备优于直接来自医院的捐赠的旧设备。

### 3.11.3　实验室设备

除了采用表1中的设备捐赠标准来核查实验室设备,以下关于试剂、校准品、耗材和配件等问题也能帮助制定决策。

①测试的平均运转时间是多少?是否合适?

②需要什么试剂?成本是多少?

③所有试剂都能在国内采购吗?需求量是多少?

④试剂需要冷藏吗?如何储藏?

⑤每次测试需要购买校准品?是否能够获得?

⑥设备使用中需要什么样的持续性物资供应?

⑦是否包括所有的基本配件,如打印机和打印纸?

⑧每日、每周、每月所需进行的维护是什么?

### 3.11.4　成像和放射设备

考虑放射设备捐赠时,需要考虑的情况更复杂,如专业培训、专业安装和该领域的专业维护支持。应考虑的事项包括:

①设备的寿命和条件,以及射线管头曝光的大致剂量;

②机器的类型——固定或移动,专业程序或直射线照相术,乳腺 X 线摄影或透视;

③球管支架类型——从地板到墙面,从地板到天花板,安装在桌上或天花板上;

④安装吊顶的最低天花板高度;

⑤对于天花板加载的承重要求;

⑥包含未切割和未弯曲的高电压电缆,应有的正确导线数量,正确的长度和线材的尺寸,以及每根电缆的终端连接器;

⑦装箱运送时的专业帮助;

⑧可能包含各个新的 X 射线管,确保工作更换的可用性;

⑨安装说明、服务手册和专业帮助与安装;

⑩包含劳务合同。

### 3.11.5　重复使用"一次性"医疗器械

当制造商设计的医疗器械标有"一次性使用"时,表明这些器械不能重复使用。因此:

①可能无法拆开某些器械进行正确的清洁和消毒；

②一次性使用的器械不能清洗和重新正确消毒；

③一些一次性使用的器械的机械完整性和／或功能性可能不会再生；

④不确定如何避免清洁化学药品或消毒药剂对处理过的器械或患者的影响；

⑤因为器械的设计或材料，特殊器械中的某些部件可能适合再处理，而其他并不适合；

⑥不太可能证明一个器械可以被安全地再处理多少次；

⑦某些器械，如单次使用的注射针筒，绝不应重复使用，因为感染的风险非常高。

考虑再处理和重复使用标有"一次性使用"的器械时，需要彻底了解可能对患者产生的危害并在其与潜在的成本节约间进行评估。是否有充分的设施和训练有素的人员进行再处理？一些危害不太可能预见。伦理问题和患者感染的潜在后果是重要的考虑因素，也需考虑针对单次使用设备的再加工和再利用的法律责任问题。例如，在美国，食品和药品监督管理局（FDA）要求单次使用的设备再处理者和该设备的原始制造商遵守相同的法规要求。

## 3.11.6  植入器械捐赠

捐赠植入器械的注意事项分为三类：

①从未用过的器械；

②在手术过程中发现植入器械不适合患者，立即去除的植入器械。

③由于组件磨损、部位感染等原因，患者使用的器械后来被去除。

最后两个类别的器械在重新消毒和特殊准备后才能使用，但这样做可能会损害器械。正因为如此，这些器械再使用通常是有问题的，避免这样的器械捐赠是明智的。

# 4 结束语

根据本文描述的最佳捐赠方案,医疗器械的捐赠能使捐助方和接受方互惠互利。捐赠方和接受方之间的有效沟通、接受方在核查和批准捐赠提议中的积极参与是成功捐赠的关键。接受方拒绝不符合其捐赠需求的提议是必不可少的,以避免不合适的捐赠,同时还有助于他们增强建设规划和管理医疗器械的能力。

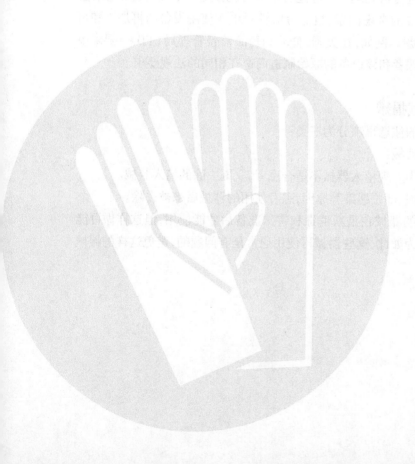

# 参考文献

1   *Guidelines for health care equipment donations.* Geneva, World Health Organization, 2000.

2   Dyro J. Donation of medical device technologies. In: Dyro J, ed. *Clinical engineering hand book.* Burlington, Elsevier Academic Press, 2004: 155-158.

3   *Barriers to innovation in the field of medical devices.* Background paper 6. Geneva, World Health Organization, 2010.

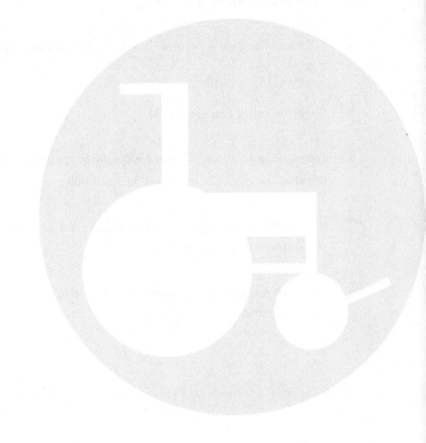

# 有用资源

1 Temple-Bird C et al. *How to plan and budget for your healthcare technology*. 'How to Manage' series of health care technology guides no. 2. St Albans, Ziken International (Health Partners International), 2005.

2 Kaur M et al. *How to procure and commission your healthcare technology*. 'How to Manage' series of health care technology guides no. 3. St Albans, Ziken International ( Health Partners International ), 2005.

3 *Guidelines for drug donations*. Geneva, World Health Organization, 1999 ( WHO/EDM/PAR/99. 4 ).

4 Guidelines: medical equipment donations. In: *Contact*, 139 ( 10/94 ). Geneva, CMC,

5 World Council of Churches, 1994.

6 Temple-Bird C. *Practical steps for developing health care technology policy*. Brighton, Institute of Development Studies, 2000.

7 *Medical device regulations*: *global overview and guiding principles*. Geneva, World Health Organization, 2003.

8 *Standards for medical equipment donations*. Partnership for Quality Medical Donations, 2006.